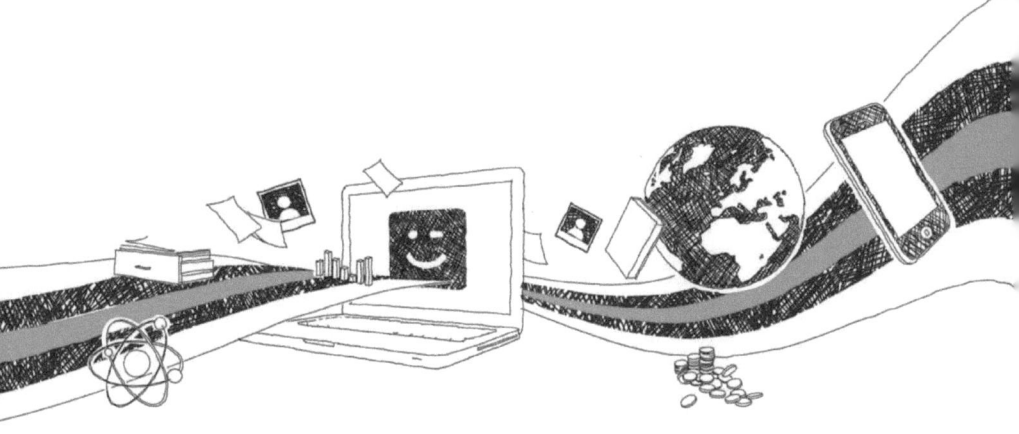
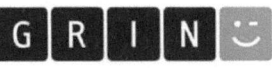

Edelgard Kaczmarek

Individuelles Spa-Package für eine gestresste Büroangestellte mit trockener Haut

GRIN Verlag

Bibliografische Information der Deutschen Nationalbibliothek:

Die Deutsche Bibliothek verzeichnet diese Publikation in der Deutschen National-
bibliografie; detaillierte bibliografische Daten sind im Internet über http://dnb.d-
nb.de/ abrufbar.

Dieses Werk sowie alle darin enthaltenen einzelnen Beiträge und Abbildungen
sind urheberrechtlich geschützt. Jede Verwertung, die nicht ausdrücklich vom
Urheberrechtsschutz zugelassen ist, bedarf der vorherigen Zustimmung des Verla-
ges. Das gilt insbesondere für Vervielfältigungen, Bearbeitungen, Übersetzungen,
Mikroverfilmungen, Auswertungen durch Datenbanken und für die Einspeicherung
und Verarbeitung in elektronische Systeme. Alle Rechte, auch die des auszugsweisen
Nachdrucks, der fotomechanischen Wiedergabe (einschließlich Mikrokopie) sowie
der Auswertung durch Datenbanken oder ähnliche Einrichtungen, vorbehalten.

Impressum:

Copyright © 2015 GRIN Verlag GmbH
Druck und Bindung: Books on Demand GmbH, Norderstedt Germany
ISBN: 978-3-656-93669-5

Dieses Buch bei GRIN:

http://www.grin.com/de/e-book/294781/individuelles-spa-package-fuer-eine-gest-
resste-bueroangestellte-mit-trockener

GRIN - Your knowledge has value

Der GRIN Verlag publiziert seit 1998 wissenschaftliche Arbeiten von Studenten, Hochschullehrern und anderen Akademikern als eBook und gedrucktes Buch. Die Verlagswebsite www.grin.com ist die ideale Plattform zur Veröffentlichung von Hausarbeiten, Abschlussarbeiten, wissenschaftlichen Aufsätzen, Dissertationen und Fachbüchern.

Besuchen Sie uns im Internet:

http://www.grin.com/

http://www.facebook.com/grincom

http://www.twitter.com/grin_com

Inhaltsverzeichnis

1 Fragebogen zur Erstellung eines individuellen Spapackage und dessen Begründung

1.1 Fragebogen zur Erstellung eines individuellen Spa-Package.

In der nachfolgenden Tabelle ist der Fragebogen für die Zusammenstellung eines individuellen Spa-Package abgebildet.

Tab.1: Fragebogen (2015, eigene Darstellung)

Name:	
Adresse:	
Telefonnummer:	
Mailadresse:	
Geburtsdatum:	
Beruf:	
Welche Wünsche /Ziele haben Sie?	
Haben Sie zurzeit irgendwelche Beschwerden? Wenn ja, was bzw. wo und wie lange?	
Haben Sie Allergien bzw. reagieren Sie auf bestimmte Produkte überempfindlich?	
Haben Sie zu hohen oder zu niedrigen Blutdruck?	
Leiden Sie unter chronischen Beschwerden oder Krankheiten?	
Haben Sie sehr trockene Haut?	
Sind Sie schwanger?	
Wieviel Zeit haben Sie?	

In der nachfolgenden Tabelle werden die einzelnen Parameter begründet.

Tab. 2: Begründung der einzelnen Parameter und der allgemeinen Daten (2015, eigene Darstellung)

Allgemeine Daten/ Parameter	Begründung
Name	Damit man den Kunden persönlich, mit seinem/Ihrem Namen ansprechen kann.
Adresse	Die Adresse dient dazu, um dem Kunden kleine Aufmerksamkeiten wie z.B. eine Weihnachtskarte zusenden zu können.
Telefonnummer	Die Telefonnummer ist für eventuelle Rückfragen wichtig.
Mailadresse	Um dem Kunden interessante Angebote zusenden zu können.
Geburtsdatum	Um dem Kunden eine Karte zum Geburstag senden zu können. Kleine Aufmerksamkeiten bringen Freude beim Kunden auf.
Beruf	Um zu sehen, welchen Belastungen der Kunde ausgesetzt ist und um ihm besser beraten zu können.
Welche Wünsche/Ziele haben Sie?	Mit dieser Frage erfährt man den Grund des Besuches und was der Kunde sich wünscht. Diese Informationen sind für das individuelle Package wichtig, um es an die Bedürfnisse des Kunden anpassen zu können.
Haben Sie zurzeit irgendwelche Beschwerden? Wenn ja, was und wie lange?	Diese Information ist wichtig, damit der Spa-Berater/in nicht ein Package zusammenstellt, was sich dann hinterher als schädlich für den Kunden her-

	ausstellt und um Kontraindikationen zu vermeiden.
Haben Sie Allergien bzw. Reagieren Sie auf bestimmte Produkte überempfindlich?	Diese Frage ist wichtig um eine allergische Reaktion und eine Überempfindlichkeit beim Kunden vermeiden zu können.
Haben Sie zu hohen oder zu niedrigen Blutdruck?	Die Angabe, ob der Blutdruck zu hoch oder zu niedrig ist, ist eine wichtige Frage, weil es Anwendungen gibt, die sich kontraproduktiv auf den erhöhten bzw. zu niedrigen Blutdruck auswirken. Zu Kontraindikationen kann es kommen bei z.B.: - Heubädern und Kräuterpackungen bei Bluthochdruck (Irion, Moriabadi, & Baquet, 2011 (a)) - Bindegewebsmassagen bei sehr hohem Blutdruck (Lachmann, 1993 (a)).
Leiden Sie unter chronischen Beschwerden oder Krankheiten?	Diese Frage ist auch wichtig um Kontraindikationen zu vermeiden. Kontraindikationen können auftreten z.B. bei: - Besuch des Dampfbades/Dampfdusche (z.B. bei Schilddrüsenerkrankungen) (Irion, Moriabadi, & Baquet, Lehrbrief Spa-Berater/in, 2011 (b)). - Manuelle Lymphdrainage (z.B. bei Asthma bronchiale und Asthma cardiale sowie bei Mor-

	bus Crohn) (Kraft & Stange, 2010).
Haben Sie sehr trockene Haut?	Wichtige Frage, denn wenn die Haut zu Trocken ist kann man Rückfettende Bäder anbieten und auch Massagen mit Ölen die der zu trockenen Haut entgegenwirken.
Sind Sie schwanger?	Um Kontraindikationen zu vermeiden und dem heranwachsenden Fötus nicht zu schaden, sollte eine Schwangere nur in die Sauna gehen, wenn sie vor der Schwangerschaft regelmäßig in der Sauna war. Bei einer Schwangeren ist ein Heubad oder eine Kräuterpackung kontraindiziert (Irion, Moriabadi, & Baquet, Lehrbrief Spa-Berater/in, 2011 (a)).
Wieviel Zeit haben Sie?	Diese Frage ist wichtig, um das Spa-Package auf die vorhandene Zeit des Kunden anzupassen und zeitlich nicht drüber zu liegen, da sonst der Kunde verärgert ist, dass es länger gedauert hat als angegeben.

1.2 Ausgefüllter Fragebogen mit den Daten von Frau Olafsen

In der folgenden Tabelle ist der ausgefüllte Fragebogen des Eingangsgespräches aufgeführt. Alle Angaben in diesem Fragebogen sind erfunden und bestehende Ähnlichkeiten zu realen Personen zufällig.

Tab.3: Ausgefüllter Fragebogen des Kunden (2015, eigene Darstellung)

Name:	Wilma Olafsen
Adresse:	xxxxxx
Telefonnummer:	xxx/xxxxxxxxx Handy: xxxx/xxxxxxx
Mailadresse:	wilma_olafsen@gmx.de
Geburtsdatum:	15.5.1977
Beruf:	Bürokauffrau
Welche Wünsche /Ziele haben Sie?	Frau Olafsen möchte zur Ruhe kommen und einfach nur entspannen, da sie auf der Arbeit viel Stress hat. Sie fühlt sich angespannt und hat das Gefühl, dass sie im Schulterbereich total verspannt ist.
Haben Sie zurzeit irgendwelche Beschwerden? Wenn ja, was bzw. wo und wie lange?	Es liegen keine Beschwerden vor.
Haben Sie Allergien bzw. reagieren Sie auf bestimmte Produkte überempfindlich?	Es sind Ihr keine Allergien und Überempfindlichkeiten bekannt.
Haben Sie zu hohen oder zu niedrigen Blutdruck?	Nein.
Leiden Sie unter chronischen Beschwerden oder Krankheiten?	Frau Olafsen hat eine Schilddrüsenunterfunktion.
Haben Sie sehr trockene Haut?	Frau Olafsen gibt an, dass sie trockene

	Haut hat.
Sind Sie schwanger?	Es liegt keine Schwangerschaft vor.
Wieviel Zeit haben Sie?	4 Stunden

2 Erstellen eines individuellen Spa-Package

2.1 Individuelles Spa-Package für Frau Olafsen (Name erfunden)

Spa-Package: Kleopatra

1. Waschung
2. Peeling mit Limonenölsalz
3. Ruhepause
4. Klassische Rückenmassage mit Zitronengrasöl
5. Kleopatrabad
6. Kosmetikanwendung

2.2 Begründung der Auswahl der Anwendungen für Frau Olafsen

In der nachfolgenden Tabelle werden die einzelnen Anwendungen begründet.

Tab.4: Begründung des Spa-Package (2015, eigene Darstellung)

Anwendungen	Begründungen
Waschung	Die Waschung fördert die Durchblutung und regt den Hautstoffwechsel an (Melchart, 2002). Sie sorgt für einen angenehmen Übergang vom Alltag ins Treatment. Die Waschung wurde für Frau Olafsen(Name erfunden) ausgesucht, weil sie keine Kontraindikationen enthält und

	sie langsam vom Alltag in die Ent-spannungsphase übergehen soll.
Peeling mit Limonenölsalz	Durch das Peeling werden die Poren geöffnet und es findet eine Reinigung der Haut statt. Wenn die Poren geöffnet sind, nimmt die Haut weitere Pflegeprodukte besser auf. Für Frau Olafsen bedeutet das, dass sie rückfettende Produkte besser aufnehmen kann und die folgenden Anwendungen ihr Ziel besser erreichen können. Eines Ihrer Ziele ist es, etwas Wirksames gegen Ihre trockene Haut zu unternehmen.
Ruhepause	Die Ruhepause dient zur Beruhigung der Haut.
Klassische Rückenmassage mit Zitronengrasöl	Die klassische Rückenmassage löst Verspannungen im Rückenbereich. Durch das Zitronengrasöl kommt die Kundin zur Ruhe und gewinnt neue Energien. Das Zitronengrasöl lindert Stress und fördert die Konzentration. Da Frau Olafsen Verspannungen im Schulterbereich angegeben hat, ist im Package die Rückenmassage enthalten, um die Verspannungen zu lösen. Um Ihren Bedürfnis nach Entspannung und Stressabbau nachzukommen, wird die Massage mit Zitronengrasöl durchgeführt, da dieses den Stressabbau und gleichzeitig die Konzentration fördert (Reinhardt, 2009).

Kleopatrabad	Das Kleopatrabad ist ein wirksames Mittel gegen trockene Haut, deshalb darf es im Package von Frau Olafsen nicht fehlen, da sie trockene Haut hat. Es soll die Haut mit Feuchtigkeit versorgen.
Kosmetik	Bei der Kosmetikanwendung soll Frau Olafsen sich weiter entspannen und verwöhnen lassen. Die Kosmetik rundet das Package ab und Frau Olafsen kann sich psychisch schonmal wieder auf den Alltag vorbereiten.

3 Ablaufplan des Spa-Package

3.1 Personelle, zeitliche und räumliche Beschreibung des Ablaufes des erstellten Spa- Package.

Frau Olafsen (Name erfunden) bekommt alles, was sie für das Spa-Package braucht (Bademantel, Badeschuhe, Handtuch) und wird von Ihrem Spa-Berater zur Umkleide gebracht. Während sie sich fertig macht, wird schon alles für die Waschung vorbereitet. Die Masseurin holt ihre Kundin nach 3 Minuten an der Umkleide ab und begrüßt sie herzlich. Sie gehen in den gemütlich eingerichteten Massageraum. Frau Olafsen legt sich mit ihrem Bauch auf die Behandlungsliege. Durch das Loch in der Massageliege sieht Sie auf eine Vase mit schönen Blumen. Die Masseurin bereitet ihre Kundin darauf vor, dass ihr das Wasser etwas kalt erscheinen könnte, da es 20° Grad warm ist. Sie beginnt mit der Waschung, nach 5 Minuten ist die Masseurin fertig und auf dem Körper der Kundin ist ein leichter Wasserfilm, die Kundin wird zugedeckt. Während die Kundin eine kleine Ruhepause auf der Massageliege wahrnimmt, bereitet ihre Masseurin das Limonenölsalz für das anschließende Peeling vor. Nach zwei Minuten beginnt die Masseurin mit dem Peeling. Zehn Minuten später wird Frau Olafsen in den Ruheraum gebracht, er ist gemütlich eingerichtet und auf einem Tisch stehen Tassen und Gläser, sowie eine Kanne mit Wasser und eine mit Tee. Frau Olafsen macht es sich auf einem Liegestuhl bequem und genießt die sanfte Musik im Hintergrund.

Während Frau Olafsen sich entspannt, wird die Massageliege abgewischt und mit einem neuen Bezug bezogen. Desweiteren wird das Zitronengrasöl für die Rückenmassage vorbereitet. Nach 13 Minuten wird Frau Olafsen aus dem Ruheraum abgeholt und wieder in den Massageraum begleitet. Sie legt sich wieder auf die Massageliege. Nun beginnt die Masseurin auch gleich mit der Rückenmassage und erklärt ihrer Kundin noch die Wirkung des Massageöls.

Nach der 40minütigen Massage wird die Kundin in den Bathroom gebracht. Dort erhält sie ein 20-minütiges Kleopatrabad. Der Bathroom ist im ägyptischen Stil eingerichtet und hat eine Abtrennwand, hinter der ein Stuhl steht und die Kleidung der Kundin liegt dort für Sie bereit.

Nach dem Baden bekommt Frau Olafsen genug Zeit, um sich in Ruhe abzutrocknen und sich anzuziehen. Nach 10 Minuten wird die Kundin von ihrer Masseurin zur Kosmetikerin gebracht. Der Kosmetiksalon ist klein und gemütlich eingerichtet.

Auch die Kosmetikerin begrüßt sie herzlich. Frau Olafsen erhält 1,5 Stunden Kosmetikanwendungen im Gesicht und an den Händen. Nach der Kosmetikanwendung begleitet die Kosmetikerin die Kundin zum Abschlussgespräch wieder ins Beratungszimmer.

Zusammenfassend kann festgehalten werden, dass Frau Olafsen während des Spa-Packages von zwei Mitarbeitern (Masseurin und Kosmetikerin) betreut wurde. Eine dritte Person, die dafür sorgte, dass das Kleopratrabad pünktlich fertig ist, hat die Kundin nicht kennengelernt. Aus räumlicher Sicht hat die Kundin die Umkleide, einen der Massageräume und eines der beiden vorhandenen Bäder kennengelernt. Des Weiteren genoss Sie den Aufenthalt im Ruheraum. Während der Kosmetik saß die Kundin im Kosmetiksalon. Vor und nach den Anwendungen des Spa-Package saß Frau Olafsen mit ihrem Spa-Berater im Beratungszimmer.

Der Spa-Berater hat das Package so zusammengestellt, das es 3,5 Stunden dauert, da die Kundin angegeben hat, das Sie 4 Std. Zeit habe und er noch die Zeit für das Beratungs- und Abschlussgespräch miteingeplant hat. Frau Olafsen begann um 15 Uhr mit den Anwendungen ihres individuellen Spa-Package.

In der folgenden Tabelle ist der zeitliche Ablauf angegeben.

Tab.5: Zeitlicher Ablaufplan des Spa-Package

Anwendungen	Zeit
Waschung	15:00 Uhr
Peeling mit Limonenölsalz	15:13 Uhr
Ruhepause	15:25 Uhr
Klassische Rückenmassage mit Zitronengrasöl	15:40 Uhr
Kleopatrabad	16:25 Uhr
Kosmetik	17:00 Uhr

4 Abschlussgespräch mit Kennzeichnung der „ Vier Phasen der Gesprächsführung ".

4.1 Dialog zwischen Frau Olafsen und ihrem Spa-Berater mit Kennzeichnung der Gesprächsphasen.

Spa-Berater: „Möchten Sie eine Tasse Tee oder ein Glas Wasser?"

Frau Olafsen: „Ich möchte bitte ein Glas Wasser."

Spa-Berater: „Wie hat Ihnen das Spa-Package gefallen?"

Frau Olafsen: „Das Spa-Package hat mir sehr gut gefallen, ich wurde wunderbar betreut. Die Masseurin und die Kosmetikerin waren beide sehr freundlich und kompetent. Dennoch kam mir die Massage sehr kurz vor, ich hätte mich noch Stunden massieren lassen können. Das Badezimmer hat mir sehr gut gefallen und ich fand es toll, nicht vom Bad zur Umkleide laufen zu müssen, sondern mich in dem schön eingerichteten Bad anziehen zu dürfen."

Spa-Berater: „Verstehe ich Sie richtig, dass Ihnen das Kleopatra- Package gefallen hat und dass Sie lieber eine längere Massage gehabt hätten?"

Frau Olafsen: „Ja, das haben Sie richtig verstanden."

Spa-Berater: „ Ich freue mich sehr, dass Ihnen das Package gefallen hat und dass Sie sich gut betreut gefühlt haben. Gibt es etwas, was Ihnen nicht so gut gefiel? "

Frau Olafsen: „ Ja, da gibt es etwas. Sie haben so ein nettes Spa, mit schön eingerichteten Räumlichkeiten, die auch hygienisch super sind. Die Massageliege wurde sogar neu bezogen, während ich der Entspannungsmusik lauschte. Aber leider achtet keiner auf die Hygiene in der Umkleide. Die Umkleide ist dreckig, überall auf dem Boden liegen Staubflocken herum und der Spiegel müsste auch mal wieder geputzt werden. Des Weiteren ist die Umkleide sehr fade, da fühlt man sich eher als ob man sich im Krankenhaus befindet. Ich habe überlegt, ob ich vom Kauf zurücktrete, aber da wurde ich schon herzlich begrüßt und ich habe mich dann eines besseren belehren lassen."

Spa-Berater: „ Danke für Ihre Ehrlichkeit. Mit Ihrer Hilfe können wir unsere Leistungen verbessern. Ich werde diese Anregung gleich weiterbearbeiten und mich persönlich darum kümmern. Haben Sie weitere Anregungen oder Verbesserungsvorschläge?"

Frau Olafsen: „Nein, ansonsten war alles super. Danke."

Spa-Berater: „ Ich freue mich, dass Sie Ihr Spa-Package geniessen konnten. Als kleine Entschädigung für den dreckigen Umkleideraum würde ich Ihnen gerne einen Gutschein für eine 10-minütige Fußmassage oder für eine 10-minütige Handmassage geben."

Frau Olafsen: „Danke, das ist sehr nett von Ihnen. Ich nehme gerne die Fußmassage."

Spa-Berater: „Das ist eine gute Wahl. Dazu biete ich Ihnen ein Tagespackage mit folgenden Inhalten an:

Eine Waschung mit anschließendem Peeling mit Kicherebsenölsalz. Danach eine 60-minütige Ganzkörpermassage mit Schokoöl, gefolgt von einem Schwefelbad. Nach einer Pause im Ruheraum erhalten sie Ihre Fußmassage und danach ein Kleopatrabad. Anschließend wieder die Kosmetikanwendung. Wie gefällt Ihnen dieses Tagespackage?"

Frau Olafsen: „Das hört sich gut an, interessant finde ich die Massage mit dem Schokoöl. Aber für was ist ein Schwefelbad gut? Und könnte ich erst die Fußmassage haben?"

Spa-Berater: „ Ein Schwefelbad verbessert die Hautdurchblutung und wird auch bei trockener Haut angewendet, und da Sie trockene Haut haben, wäre das gut für Sie. Es ist kein Problem zuerst die Fußmassage zu erhalten. Wenn Sie sich jetzt für das Tagespackage entscheiden, dann schenke ich Ihnen eine 20minütige Fußreflexzonenmassage, statt der 10minütigen Fußmassage."

Frau Olafsen: „ Das hört sich gut an. Wieviel Zeit müsste ich aufbringen für dieses Tagespackage?"

Spa-Berater: „Sie müssten 5 Std. investieren. Möchten Sie das Tagespackage genießen? "

Frau Olafsen: „ Ja, ich möchte das Package genießen. "

Spa-Berater: „ Verstehe ich Sie richtig, dass Sie das Tagespackage mit der Waschung und dem anschließenden Peeling mit Kicherebsenölsalz, im Anschluss die 20-minütige Fußreflexzonenmassage, gefolgt von einem Schwefelbad genießen wollen? Und nach einer Pause im Ruheraum, eine 60-minütige Ganzkörpermassage mit Schokoöl und anschließendem Cleopatrabad, gefolgt von der Kosmetikanwendung erhalten möchten?"

Frau Olafsen: „Ja, bitte"

Spa-Berater: „ Wann darf ich Sie eintragen?"

Frau Olafsen: „Geht es an einem Samstag? Mir würde 10 Uhr gut gefallen."

Spa-Berater: „ Kein Problem, wie wäre es mit Samstag, den 7.März um 10 Uhr?"

Frau Olafsen: „Ginge es auch am 14.März um 10 Uhr?"

Spa-Berater: „ Ja, ich kann Ihnen das Tagespackage auch am 14.März anbieten."

Frau Olafsen: „Danke, das nehme ich."

Spa-Berater: „ Ich freue mich, das Sie sich von uns verwöhnen lassen. Bis dahin habe ich mich auch um die Hygiene und das Einrichten der Umkleide gekümmert. Möchten Sie noch eine Tasse Tee oder ein Glas Wasser?"

Frau Olafsen: „ Ein Glas Wasser, bitte."

Spa-Berater: „Haben Sie noch Fragen oder Wünsche?"

Frau Olafsen: „ Ich habe keine weiteren Fragen und Wünsche. Ich möchte mich jetzt verabschieden und ich danke Ihnen für diese schönen entspannenden Stunden. Auf Wiedersehen."

Spa-Berater: „ Auf Wiedersehen, Frau Olafsen, ich wünsche Ihnen eine angenehme Woche."

Die erste Phase (Eröffnungsphase bzw. Partnerorientierung/ Beziehungsgestaltung) beschäftigt sich damit, eine positive Athmosphäre zwischen Gast und Spa-Berater aufzubauen. Beim Gast soll Interesse an den vorhandenen Spa-Angeboten geweckt werden.

In der zweite Phase (Sachorientierung/Problemanalyse) soll eine Analyse des zu bearbeitenden Problemes z.B. Stress, trockene Haut usw. durchgeführt werden. In dieser Phase sollen sowohl der Spa-Berater, wie auch der Gast Informationen austauschen.

In der dritten Phase (Argumentationsphase/ Problembearbeitung/Lösungssuche) sollen die Vorteile des Spa-Angebotes für den Kunden dargestellt werden, sowie bei Interessenwidersprüchen zwischen dem Spa-Berater und dem Gast nach Alternativen gesucht werden.

In der vierten Phase (Zielphase/ Lösung/Vereinbarung) akzeptiert der Gast das vorgestellte Spa-Package oder das Spa- Angebot und kauft es. Das bedeutet, dass die Maßnahmen festgelegt wurden, es können weitere Termine vereinbart werden (Nöllke & Schmettkamp, 2013) (Irion, Moriabadi, & Baquet, Lehrbrief Spa-Berater/in, 2011 (c)).

Es ist nicht so einfach den einzelnen Gesprächselementen eine Phase zuzuordnen. So kann die Frage „Wie hat Ihnen das Spa-Package gefallen?" genauso in die 1.Phase einsortiert werden um eine positive Beziehung zum Gast aufzubauen.

Auch beim Übergang von Phase zwei in Phase drei ist es dem Gespräch nicht eindeutig zuzuordnen, in welcher Phase es sich befindet, aufgrund der Nachfrage des Spa-Beraters, ob Frau Olafsen noch weitere Anregungen oder Verbesserungsvorschläge habe, kann man diese Worte auch in die zweite Phase einsortieren. Zusammenfassend kann festgehalten werden, dass die einzelnen Phasen immer ineinander übergehen und nicht getrennt voneinander betrachtet werden sollten.

5 Literaturverzeichnis

Irion, J., Moriabadi, U., & Baquet, K. (2011 (a)). Lehrbrief Spa-Berater/in. In J. Irion, U. Moriabadi, & K. Baquet, *Lehrbrief Spa-Berater/in* (S. 81/82). Saarbrücken: Copyright BSA-Akademie.

Irion, J., Moriabadi, U., & Baquet, K. (2011 (b)). Lehrbrief Spa-Berater/in. In J. Irion, U. Moriabadi, & K. Baquet, *Lehrbrief Spa-Berater/in* (S. 79/80). Saarbrücken: Copyright BSA-Akademie.

Irion, J., Moriabadi, U., & Baquet, K. (2011 (c)). Lehrbrief Spa-Berater/in. In J. Irion, U. Moriabadi, & K. Baquet, *Lehrbrief Spa-Berater/in* (S. 184/185). Saarbrücken: Copyright BSA-Akademie.

Kraft, K., & Stange, R. (2010). Lehrbuch Naturheilverfahren. In K. Kraft, & R. Stange, *Lehrbuch Naturheilverfahren* (S. 240). Stuttgart: Hippokrates Verlag in MVS Medizinverlage Stuttgart GmbH & Co.KG.

Lachmann, D. H. (1993 (a)). Lehrbuch der Massage und Hydrotherapie für Heilmasseure und medizinische Bademeister 3.vollständig neubearbeitete Auflage. In D. H. Lachmann, *Lehrbuch der Massage und Hydrotherapie für Heilmasseure und medizinische Bademeister 3.vollständig neubearbeitete Auflage* (S. 84/85). Wien: Verlag für medizinische Wissenschaften Wilhelm Maudrich.

Melchart, D. (2002). Naturheilverfahren Leitfaden für die ärztliche Aus- , Fort- und Weiterbildung Studienausgabe. In D. Melchart, *Naturheilverfahren Leitfaden für die ärztliche Aus- , Fort- und Weiterbildung Studienausgabe* (S. 300). Stuttgart: Schattauer GmbH.

Nöllke, C., & Schmettkamp, M. (2013). Präsentieren 2.Auflage. In C. Nöllke, & M. Schmettkamp, *Präsentieren 2.Auflage* (S. 121). Freiburg: Haufe Lexware GmbH.

Reinhardt, V. (24. 9 2009). *http://www.paradisi.de/Health_und_Ernaehrung/Heilpflanzen/Zitronengras/Artikel/4471.php*. Abgerufen am 15. 2 2015 (23:41) von http://www.paradisi.de/Health_und_Ernaehrung/Heilpflanzen/Zitronengras/Artikel/4471.php.